AF211024

Identitet inifrån

Upplevelser av sig själv

Staffan Garpebring

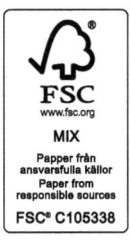

© 2020 Garpebring, Staffan

Förlag: BoD – Books on Demand, Stockholm, Sverige
Tryck: BoD – Books on Demand, Norderstedt, Tyskland
ISBN: 978-91-7851-882-1

Innehåll:

Tankar om att existera

Denna bok ska handla om upplevelser av att finnas till.

Livet och alla mina år som psykolog har lärt mig att ingen människa är identisk med en annan människa, varken psykologiskt eller sociologiskt även om det kan finnas likheter.

Men alla människor har sinnen, så att vi kan uppfatta världen omkring oss. Vi har också *inre* sinnen (interoception) så att vi kan känna om vi är hungriga eller mätta, om vi mår bra eller dåligt. Vi kan känna om vi är utvilade och fulla av energi eller om vi är utpumpade och trötta, om vi är kissnödiga, om vi har ont eller om kroppen känns skön.

Upplevelser av rädsla, ilska, hat, ångest eller depression är inte minst kroppsliga upplevelser.

Vår kropp ger oss möjlighet att agera – uppleva att vi finns till – uppleva att vi existerar i världen. Vår hjärna som helhet ger oss möjlighet att reflektera över tillvaron och känna glädje, sorg, saknad, längtan o.s.v.

Att uppleva tillvaron är i sig en förunderlig sak, ett fenomen som fascinerat människor i alla tider.

Vem är jag och hur kommer det sig att jag upplever att jag finns till? Vi kan reflektera över den frågan på så många olika sätt – lika många sätt som det finns individer på jordklotet.

Varför är det så? Ja det beror på att sinnes-intryck uppstår i samma ögonblick som individen blir varse något fenomen i om-givningen, eller i sin kropp. Intrycken kopplas i samma stund upp mot minnen av individens tidigare agerande, tänkande och känslor. Resultatet blir en helt unik levnads-berättelse för varje individ.

Då och då kan jag höra uttryck som "vi delar alla samma erfarenhet". Det kan diskuteras om det verkligen stämmer. Ytligt sett kan man tänka så, men när man betraktar vad en annan människa går igenom vet man inte vilken resonans upplevelsen ger i den andres själsliv.

8

Tankar och känslor påverkas av sådant som vi tidigare upplevt och vad vi vill att vårt agerande ska leda till. Det i sin tur påverkar vad vi för stunden lägger märke till i vår omvärld och i våra kroppar.

Jag kan så klart låta andra människor svara på mina existentiella funderingar genom att låta dem definiera vem jag är. Men det har sina begränsningar. Om jag väljer att försöka anpassa mig till hur någon tänker att jag är som person, kan jag känna mig kränkt i min identitet om denne någon tillskriver mig egenskaper eller åsikter som jag inte har.

Om jag berättar att jag är född och uppvuxen i Norrbotten blir det en kategori som någon annan kan sortera mig in i. Och den kategorin ger troligen rätt olika associationer i olika människor.

Om jag också berättar att, av mammas och pappas elva barn, är jag född som nummer åtta, så är det nu för tiden nog inte många som kan sätta sig in i den erfarenheten.

Människan har nog alltid reflekterat kring tillvaron och hur individens psyke formas och uttrycks.

Existentiella filosofer, teologer, psykologer och forskare har intresserat sig för frågan vad människans själ består av.

Ett relativt modernt psykologiskt begrepp "theory of mind", handlar om förmågan att kunna tillskriva både sig själv och andra egen vilja, tankar, känslor o.s.v.

De flesta är medvetna om att vi kan ha det mer eller mindre problematiskt i vårt själsliv och att det kan bero på många olika realiteter. Livssituation och den feedback vi får från andra, smärtproblematik, fysiska eller psykiska handikapp, den personliga levnadshistorien, det sociala nätverket, svårigheter i den tidiga anknytningen till vårdnadshavare, genetiska faktorer, upplevelser under skolåren, stressfaktorer i arbetslivet och på fritiden.

För att reflektera kring varför vi kan ha det problemfyllt i tillvaron vill jag utgå från samspelet mellan sex psykologiska funktioner som bildar en dynamisk helhet i vårt själsliv.

1) Hur vi genom våra yttre och inre sinnen uppmärksammar företeelser i omgivningen och förnimmelser inne i kroppen.

2) Kroppsliga tillstånd och kroppsliga reaktioner (fysiologiska funktioner).

3) Hur vi agerar: Uttrycker oss i ord, kroppsspråk och handling.

4) Hur vi tolkar sinnesintryck utifrån och inifrån, och reflekterar över tolkningarna (tänker).

5) Känslor som ackompanjerar sinnesintryck, tankar och agerande.

6) Upplevelsen av sig själv som helhet (psykologisk identitet).

Utifrån min livs- och yrkeserfarenhet ska jag reflektera kring dessa sex faktorer och hur de sinsemellan påverkar och begränsar varandra men också hur de kan ge varandra kraft och energi.

11

Det första ämnet jag läste vid universitetet var sociologi. Det har haft grundläggande betydelse för mitt tänkande *om identitet.*

Rollbegreppet inom socialpsykologin ligger nära begreppet identitet. Man har en roll i gruppen. Man har en identitet i gruppen.

Jag kommer att filosofera kring identitetsbegreppet ur olika infallsvinklar: Psykologisk identitet, social identitet, identitet som par, gruppidentitet, hemortsidentitet, släkt- eller klanidentitet m.m.

Låt oss göra ett litet experiment om varseblivning.

Utan att nu titta tillbaka på förra sidan. Vad minns du att du la märke till och kommer ihåg efter att ha läst den sidan?

1) Vilka ord kommer du ihåg att du la märke till? 2) Vilka tankar och känslor minns du att du hade medan du läste?

Experimentet är tänkt att belysa att det är lättare att återkalla i minnet vilka tankar och känslor som väcktes av orden, än att återkalla i minnet vilka ord som faktiskt står på sidan.

Minnen och tankar kan tränga sig på och avleda uppmärksamheten bort från sinnesintrycken. Det är lätt att förlora sig i tankar och glömma att fokusera sinnesintryck i nuet.

Sinnesintryck-nuet blir (som synintryckfenomen betraktat) nyskapat varje stund.

Om det *inte* sker några uppmärksamhetsskapande förändringar i den omedelbara omgivningen, eller inne i kroppen, kan tankar få företräde i medvetenheten framför sinnesintrycken.

Detta kan ge oss en förklaring till en svår utmaning vid kurser i mindfulnessbaserad stressreducering. Utmaningen i att hålla kvar fokus i kroppsskanningen, eller yttre sinnesintryck, och inte låta tankar dyka upp och störa koncentrationen på sinnesintryck här och nu.

Men eftersom man av kursledaren blir guidad i att successivt flytta fokus genom kroppen, eller till något yttre sinnesintryck, blir det lättare att hålla kvar uppmärksamhet i sina sinnen och inte förlora sig i tankar.

13

Den ojämlika konkurrensen mellan oroande tankar, och standardiserade sinnesintryck i en vardaglig stadsmiljö, kan också förklara varför det kan vara så lockande att resa, även om det inte blir en långresa.

Sinnesupplevelserna kan lättare komma i förgrunden när man reser till en ny plats.

Lusten att möblera om i sin bostad, för att motverka tristess, kan nog bero på samma fenomen, att man vill ha variation i sinnesintrycken.

Om du nu skulle bläddra tillbaka till förra sidan skulle du nog känna igen orden som står där, även om du först inte lyckades återkalla dem i minnet.

Ordet medvetenhet är intressant i sig. Någon "vetenhet" ska kopplas samman med ännu någon "vetenhet" och bilda "med-vetenhet". Det behövs att hjärnan kopplar samman sinnesintryck med minnen, tankar och känslor för att medvetenhet ska uppstå.

En hel medveten upplevelse, som inkluderar associationer och känslor, gör det lättare att återkalla något i minnet.

Den psykologiska facktermen för varse-blivning är *perception*. Den psykologiska facktermen för tänkande är *kognition*. Perception och kognition är inte samma sak, men de påverkar varandra ömsesidigt, blir inflätade i varandra. På samma sätt är det med tankar och *känslor*. De är inte samma sak men är inflätade i varandra.

Ta till exempel meningen "det känns som det här är för svårt för mig". Är det en tanke? Eller är det en känsla?

Ja det är en tanke som ger en känsla. Men det kan också vara en känsla som påverkar tänkandet. Vårt psyke innehåller en bland-ning av tankar och känslor.

I den kristna idétraditionen sägs att män-niskan är skapad av Gud till hans avbild. Jag tänker att människan har skapat Gud till en avbild av den goda viljan i sitt psyke, via tidiga stamritualer som så småningom har omformats till föreställningen om *en* Gud, som tillskrivits idealiserade föräldraegen-skaper. Gud ser allt, hör allt och är god och allsmäktig.

15

Människans psyke är unikt för varje individ. Så det är inte konstigt att vi runt om i världen har många uttolkningar av vad Gud är. Det är ett sympatiskt karaktärsdrag i mänskligheten att den föreställer sig Gud som god. Det är dock för mig obegripligt att Gud genom tiderna har tillåtit blodiga krig mellan grupperingar som alla tror på honom, om alla också bejakat att han *är allsmäktig*.

Jag lämnar frågan om vem som har skapat vem till sin avbild, och ska istället koncentrera mig på dynamiken i människans psyke.

Det finns en risk med att bara fokusera på samspelet mellan ett par av de sex faktorerna, därför att *alla* ömsesidigt samspelar hela tiden i ett konstant, dynamiskt flöde.

Varseblivning av det som sker i min närhet + förnimmelser i kroppen + agerande + tänkande + emotioner utgör en helhet, och genererar dynamik i självupplevelser.

Låt mig göra en liknelse om hur självupp-levelser förhåller sig till *personlig identitet.* – *Självupplevelser förhåller sig till identitet på samma sätt som väder förhåller sig till klimat.*

Humöret kan variera precis som vädret varierar från stund till stund. På samma sätt kan självupplevelser variera från stund till stund. Pendlingarna beror på variationer i det som sker i vår värld och i vår omedelbara närhet, förnimmelser i kroppen, agerande i stunden, mental reflektion och den övergripande sinnesstämning vi befinner oss i.

Även om upplevelser av oss själva varierar med humöret i stunden, kan vi uppleva en "röd tråd" (en kontinuitet) i hur vi upplevelser oss själva. Denna kontinuitet över tid de-finierar jag som *personlig identitet.*

För att illustrera dynamiken i en individs psykologi ska jag utgå från ett relativt typiskt ärende på ungdomsmottagningen.

En ung man kommer till mottagningen därför att han har drabbats av panikattacker. Det var påfallande ofta så, att någon som första gången sökte mig för panikattacker, hade slutat träna någon lagidrott bara några månader innan problemen med panikattacker uppstått.

Efter att han berättat sin historia frågar jag om han vill pröva att lägga en hand på magen strax ovan naveln och en hand på bröstkorgen. När han gjort det frågar jag vilken hand som rör sig när han andas.

Om den nedre handen stillsamt rör sig ut och in när han andas, samtidigt som den övre handen nästan inte rör sig alls, bekräftar jag att det är så det ska se ut.
Om det mest är den övre handen som rör sig säger jag "här har vi mycket att hämta, så att du ska slippa få panikattacker".
Vi pratar om att vid panikattacker rör sig den övre handen ofta fort och kraftfullt, och det brukar innebära s.k. hyperventilation.

Kroppen ventilerar då kraftfullt ut koldioxid och pH-värdet i blodet stiger.

För att slippa fler panikattacker behöver han öva upp sin förmåga att andas stillsamt, när han inte motionerar, så att magen putar ut vid inandning och sjunker ihop vid utandning, så att kroppen kan slappna av.

Miljön i mitt mottagningsrum är ju lugn, så det brukar vara relativt enkelt för min klient att lyckas andas lugnt och stilla, med andningsmuskeln (diafragma-muskeln) inne i magen.

Men det händer att min klient är nervös även i mitt mottagningsrum, eller att automatiserad hyperventilation gör det svårt för klienten att lyckas andas stillsamt.

Vi kan då behöva gå via progressiv avslappning i kroppens olika muskler för att så småningom fokusera på stillsam diafragma-andning.

När vi kommit så långt frågar jag om min klient befinner sig högt eller lågt på en tiogradig skala för oro respektive lugn.
Det brukar vara rejält belönande att känna sig mycket lugnare nu.

Allt detta brukar uppta hela första besöket, om man sökt för panikattacker. Min klient får i hemläxa att öva på detta till nästa besök.

Vid andra besöket berättar de ofta att de inte haft någon riktig panikattack sedan sist eller att de haft bara någon enstaka mildare attack.

Men det är inte helt ovanligt att de fortfarande kan uppleva förväntansångest för att få kraftigare ångest igen.

Ute i vardagen finns ju så många fler stressfaktorer, som inte fanns i mitt mottagningsrum när vi första gången övade på stillsam diafragmaandning.

Så även om klienten lyckats bra att slappna av i kroppen och andas lugnt och stillsamt hos mig, återstår repetition och mycket övning hemma för att han/hon ska kunna generalisera den färdigheten till de flesta vardagssituationer.

Ibland behöver jag vid nästa besök repetera andningsövningen därför att min klient helt enkelt glömt bort det hela sedan sist, eller haft fokus på annat.

Låt oss gå tillbaka i historien. På ungdoms-mottagningen förekom det ofta att någon som sökt hjälp för panikattacker hade slutat träna regelbundet bara några månader före prob-lemen uppstått, så jag funderade på om det fanns något samband. Finns det ett samband mellan avslutad regelbunden träning och ökad risk för problem med ångest och panikattacker? Nu finns forskning som bekräftar att regelbunden fysisk träning före-bygger problem med ångest och depression.

Några ungdomar som ägnat sig åt lagsport (hockey, fotboll eller handboll) hade inte längre blivit uttagna till alla matcher, när lag-ledarna allt oftare börjat toppa lagen.

Därför hade de hoppat av träningarna. Det i sig kan ha bidragit till oro och ångest. Sömnsvårigheter, vända på dygnet, äta fel (ej näringsriktigt) och för lite motion blir ofta en ond cirkel när man mår dåligt.

Det hela kan utvecklas till depression. Hos unga kan depression yttra sig mer utagerande jämfört med hos vuxna.

När ungdomarna upplevde sig ifrågasatta och kritiserade aktiverades kamp- eller flyktreflexerna automatiskt, när de försökte hantera sociala situationer i vardagen.

Det kan upplevas som ångest om det innefattar hyperventilerande andning *utan* kraftfull fysisk aktivitet.

Vid intensiv fysisk aktivitet behöver vi andas kraftfullt för att bli av med den ökade mängden koldioxid som bildas vid kraftigt muskelarbete.

Om vi andas kraftfullt utan kraftigt muskelarbete uppstår hyperventilation, att vi ventilerar ur *för mycket koldioxid på för kort tid*.

Blodkärl och tunna luftrör dras ihop och blir trängre. Man blir yr och blek i ansiktet.

Det kan innebära ångest och i värsta fall panikattacker.

I tonåren är så många inne i oro kring sina studier, sina relationer, sin kroppsliga utveckling och sin identitet.

Om social och psykologisk identitet

Inom samhällsvetenskaperna kan man bli indelad efter ålder, kön, nationalitet, religion, politisk hemvist, yrke o.s.v. Bland människor i allmänhet kan man bli kategoriserad i deras egna sociala kategorier.

Identitet kan också handla om det psykologiska – *hur jag uppfattar mig själv* i sociala sammanhang. Min psykologiska identitet kan delas upp i hur jag tänker att andra kategoriserar mig efter ålder, kön m.m. (som syns utanpå) men också handla om deras tolkningar av personliga egenskaper som de föreställer sig att jag har (även felaktiga fördomar).

Jag minns hur upprörd jag blev en kort tid efter att jag gjort lumpen som underofficersaspirant i femton månader. Jag hörde en konversation mellan två medelålders damer. Det dom sa kolliderade med min personliga psykologiska identitet.

Den ena sa till den andra. Det är bra att unga män får göra lumpen för då blir det män av pojkarna.

Jag råkade bara höra deras meningsutbyte eftersom de stod alldeles intill mig.

Jag tänkte – vad pratar dom om? Under tiden jag själv låg i lumpen hade jag regelbundet fått byta till nytvättade kläder, äta hur mycket mat jag ville, fått rutiner och motion som jag mådde bra av. Jag hade snarare upplevt tiden i lumpen så, att jag förvandlades från ung man med mycket bekymmer, till oansvarig pojke som inte behövde tänka på just någonting för att ta hand om mig själv (befälen tänkte åt oss).

Jag hade fått köra bandvagn, lastbil och den svenska jeepen "valpen" i skogen. Bandvagnen var nog allra roligast. Jag kan fortfarande komma ihåg känslan i kroppen när jag körde mellan tallarna i djup snö. Jag hade fått göra en hel del annat också, som jag tyckte var kul, som att skjuta med pistol, k-pist och kulsprutegevär.

Innan lumpen, under gymnasietiden hade jag bott hemifrån på annan ort, hade haft tecken på undernäring p.g.a. brist på pengar att äta tillräckligt.

Jag hade tagit hand om mig själv p.g.a. att min far låg på mentalsjukhus. Mina äldre syskon studerade långt bort och mamma fokuserade på att ta hand om mina yngre syskon och att få ekonomin att gå ihop.

Vilken av dessa perioder i mitt liv som kan beskrivas som mest ansvarstagande manlig, och vilken som var mest sorglöst pojkaktig kan man diskutera.

Psykologisk identitet beskrivs ibland med ord som självkänsla, självförtroende, självbild, självrespekt. Här kommer jag att definiera *psykologisk identitet* som *upplevelser av sig själv som helhet.*

Ord som handlar om personlighet som t.ex. introvert, extrovert m.fl. kan sägas beskriva psykologisk identitet från ett utifrånperspektiv. Men om vi får höra någons uppfattning om vår personlighet kommer det nog att påverka hur vi upplever oss själva (vår psykologiska identitet) på ett eller annat sätt.

25

Begreppet identiteten kan alltså handla både om ett objektivt perspektiv och en subjektiv upplevelse.

Man känner sig på ett sätt inuti och ett annat sätt utanpå.

En videoinspelning på mig själv när jag går i en folksamling har ett objektivt utifrånperspektiv, och min upplevelse av mig själv när jag går i den folksamlingen handlar om en subjektiv upplevelse (om identitet inifrån).

När jag upptäcker att någon uppfattat mig på ett sätt som överraskar mig, som känns som en missuppfattning om vem jag är, blir det en bekräftelse på att det finns ett utifrånperspektiv och en inifrån-upplevelse.

Kognitiv beteendeterapi har vuxit fram ur behaviorismen, den del av inlärningspsykologin som rör betingningsmekanismer. Den har sina rötter i den ryske fysiologen Ivan Pavlovs och den amerikanske psykologen B.F. Skinners forskning med försöksdjur. Deras forskning vilade på en positivistisk vetenskapssyn.

Positivismen handlar om att söka fakta genom empiriska studier, att man kontrollerar sina sinnesintryck med metodiskt genomförda vetenskapliga experiment som kan upprepas och kontrolleras av andra forskare. Med fler experiment för att man ska kunna bli så säker som möjligt (positive).

Positivistisk naturvetenskaplig forskning kan ha strängare krav på experimentell kontroll jämfört med samhällsvetenskaplig forskning som kan handla om att forska på åsikter, attityder, myter o.s.v.

Av etiska skäl kan man inte utföra planerade kontrollerade experiment inom samhällsvetenskaperna på samma sätt som man kan inom naturvetenskaperna.

Inom medicinsk forskning vill man helst se så kallade dubbelblindstudier om mediciners effekt på människor. Det innebär att varken den behandlande läkaren eller patienten vet om patienten tillhör experimentgruppen, den grupp av patienter som får den medicin som man vill undersöka effekten av. Eller om patienten tillhör kontrollgruppen som får sockerpiller med samma utseende.

Om sockerpillren, som kontrollgruppen fick, gav i stort sett lika bra effekt som experimentgruppens medicin, kan det bero på att patienterna i kontrollgruppen hade suggererat sig själva att de fått en medicinskt effektiv behandling och därmed blivit tryggare med alla positiva kroppsliga effekter som kan komma av det (placeboeffekt).

När jag tillämpar kognitiv beteendeterapi använder jag gärna uttryck som *insiktsfull agerandeterapi* för att lyfta fram begrepps-inlärning och ett subjektivt perspektiv på agerandets roll i terapin. Klienten behöver *agera* för att bestående terapeutisk effekt på tänkande, känsloliv och viljeliv ska infinna sig.

Vi behöver insikt om hur stressreflexer i kroppen kan "lägga krokben" i oss när vi vill pröva att agera på nya sätt.

Insikt om att går att öka förmågan att lugna sin kropp, även i situationer där vi blir uppjagade och oroliga.

Insikt om att det är möjligt att agera på mer tillfredsställande sätt i situationer som väcker oro och ångest.

Insikt om att när man prövar nya beteenden kan man få uppleva andra konsekvenser än de gamla vanliga.

Insikt om att man kan få andra känslor i kroppen, och andra upplevelser av den omgivande situationen, när man prövar att agera på nya sätt.

Vi behöver insikt om att vårt sätt att vara och agera till stor del har utvecklats genom inlärning.

En översikt, som jag ibland skissade på whiteboardtavlan i mitt mottagningsrum, för att sätta in tillvaron i ett tidsperspektiv, är figuren nedan.

Upplevelser under barnaåren	Upplevelser i ungdomen	Upplevelser i vuxen ålder

- ►

(Figur 1)

Det enda som är riktigt viktigt är "nuet" och framtiden. Men om det som varit fortsätter att påverka oss, på ett negativt sätt, kan det vara värdefullt att veta vad det är, och hur det påverkar oss nu.

När vi ska reflektera över vårt nuvarande beteende kan vi reflektera kring de sex psykologiska funktioner (se sidan 11) som samspelar inombords här och nu.

Psykologisk utveckling

Relationen mellan oss själva och våra vård-nadshavare under våra första levnadsår formar successivt våra upplevelser av att finnas till.

Efterhand får vi upplevelser av oss själva i ett allt vidare socialt nätverk.

Jag vill jämföra en människas psykologiska utveckling med människans biologiska utveckling. Från ett mänskligt embryo i liv-modern till en vuxen individ. Efter att ägget blivit befruktat pågår celldelningen, till ett barn med alla fysiologiska funktioner som behövs för att barnet ska överleva utanför livmodern och växa upp.

Den mänskliga psykologin genomgår sedan på liknande sätt en psykologisk utveckling, från ett hjälplöst nyfött barn till en själv-ständig individ, via utveckling av varse-blivning, kroppens anatomi och fysiologi, motorik, mental reflektion, känsloliv och kommunikation med andra.

Jag-gränser, egna värderingar, eget ansvarstagande, egna beslut och bra självkänsla blir förhoppningsvis resultatet i denna utveckling.

Kroppens neurofysiologi utgör grund för utveckling av barnets varseblivning. Det gäller både sinnesintryck utifrån och förnimmelser från inre organ i kroppen. Likaväl som sinnesintryck kan leda till motorisk aktivitet kan kroppsrörelser leda till sinnesintryck.

Muskelsinnet, ett av kroppens inre sinnen, signalerar till hjärnan hur kroppen rör sig. Yttre och inre sinnen signalerar till hjärnan vilka konsekvenserna blev av agerandet, vilket resultat som handlingarna ledde till.

Redan i spädbarnet finns förutsättningarna för ömsesidighet mellan varseblivning och agerande (sensomotoriken).

Denna ömsesidighet kommer att forma helhetsupplevelserna av allt från lek i barndomen till vuxenlivets avancerade aktiviteter i vardagen.

Barnet begriper efterhand allt mer hur det kan göra, för att få sina behov tillfredsställda i sin omgivning. Det blir allt säkrare på vad det ska fokusera i relationerna till vårdnadshavarna.

Ur nyfikenheten utvecklas en selektivitet i varseblivningen d.v.s. vilka sinnesintryck som får företräde i uppmärksamheten.

Agerande och de upplevelser som kommer av barnets handlingar skapar minnen, som mental reflektion (tänkande) bygger på.

En fundering som jag har i sammanhanget är att vuxna kan behöva fokusera på att stärka barns egen förmåga att reglera sina känslor, hantera sina behov och relationer – kunna förstå allt mer av livets villkor.

(Garpebring, S. *Fokus och Bakgrund*): "En liten pojke på tre år är i parken tillsammans med sin pappa. Så får han problem med att pappa vill gå hem för att laga middag. Pojken blir besviken och arg för att pappa vill gå hem medan han själv vill stanna kvar och leka. Han vill att lösningen på problemet ska vara att pappa också stannar kvar.

33

Om pappa gör det har han löst sin sons problem – för stunden. Men det kan vara en seger som pojken förlorar på i det långa loppet. Om pappa oftast bemöter sonens frustration genom att genast göra som pojken vill, även om det går emot det som familjen som helhet behöver, kan pappa ha bidragit till en hjälplöshet hos sin son, en oförmåga att hantera besvikelse och aggression.

Jag tycker att den bästa lösningen är att pojken följer med pappa, inte bara för att han kommer att få en lugnare och gladare pappa. Pojken kan också få viktiga erfarenheter i den känslostorm som rasar inombords när han är besviken och arg.

Det kan vara en kärlekshandling av pappa att i det läget ta ansvar för helheten i familjelivet jämfört med att han prioriterar omedelbar behovstillfredsställelse i sonen.

Om pappa lugnt säger till pojken *jag ser att du är besviken och arg* kan pojken lära sig vad känslorna heter – besviken och arg.

Pojken upptäcker att pappa nog vet vad sonen känner och att pappa verkar veta att man kan komma ur den jobbiga känslan. När det fått sjunka in en stund kan pappa säga: *Nu går vi hem, så att jag kan laga mat till oss*.

Pojkens känsla för tid kan utvecklas av det. Han kan under och efter sin känslostorm få tänka tanken att han en annan dag kommer att få vara tillbaka i parken för att leka".

Pedagogisk forskning tyder på att fysisk utomhuslek är positiv för barns framtida psykiska hälsa, men det är också viktigt att lära sig hantera besvikelser. Identitet och självständighet gynnas av gränser. Gränser är inte farliga för barnets utveckling. Att bli frustrerad, mobilisera sina resurser, agera med framgång *och bli nöjd* är en psykologisk händelsekedja som behöver upprepas gång på gång under uppväxten. Det främjar barnets förmåga till acceptans för livets realiteter. Det stimulerar nyfikenhet och engagemang.

Begreppet "inlärd hjälplöshet", som myntades av den amerikanske psykologen Martin Seligman, innebär att individen anser sig sakna förmåga att lösa sina egna problem.

Begreppet pekar på att hjälplöshet kan förvärvas genom negativ inlärning och brist på framgångsrik inlärning.

Barnet behöver få utveckla sin förmåga till känsloreglering, eget ansvar och agerande för att lösa sina problem.

Föräldrars omsorg om sina barn kan bli så stor att barnet inte får chans att lära sig hur det kan hantera sina känslor och egna behov, även i situationer när föräldrarna inte finns på plats.

Begreppet "good enough mothering" som myntades av den brittiske barnläkare D.W. Winnicott är inne på samma tema. Barnets psykologiska utveckling gynnas av *lagom mycket* stöd av föräldern.

Levnadsvillkor i vår tid har förändrats ovanligt radikalt och snabbt på grund av internet, sociala medier och artificiell intelligens. Det gör det svårare att veta hur man som förälder ska agera "good enough". Den sociala stress som barn och ungdomar upplever, kombinerat med den stress som vuxna lever i kan stressa hela samhällsmaskinerier.

Trots att vi rent materiellt har fått det bättre är psykisk ohälsa ett problem i dagens samhälle.

Medveten närvaro (mindfulness), d.v.s. att fokusera sina upplevelser av sig själv och sin omedelbara omgivning, här och nu, är ett sätt att *förtäta* sina upplevelser av sig själv i tid och rum.

Man strävar efter att fokusera upplevelser av den egna kroppen snarare än att tänka på händelser i andra sammanhang. Det kan accentuera upplevelsen av sig själv som helhet och att läget är lugnt.

Mindfulnessträning är idag något som många uppskattar som ett sätt att motverka stress i kroppen. När vi upplever kroppslig stress (spända muskler, ökad hjärtklappning, ökad andning, oroande tankar) är det autonoma nervsystemets uppjagande funktion (kamp- eller flyktreflexerna) aktiverat. Mindfulness har visat sig vara ett bra sätt att minska stress- upplevelser i vardagen och psykisk ohälsa.

Vi upplever inre stress både när vi känner oss fysiskt hotade och när vi känner oss socialt hotade.

37

Stresskänslan kan infinna sig p.g.a. stressande intryck från omgivningen eller tankar, men också p.g.a. förnimmelser i kroppen (hjärtklappning till exempel).

Olika stressreaktioner, häftig bröstkorgsandning, hjärtklappning, spända muskler, yrsel o.s.v. kan trigga varandra.

Fysiologiska reaktioner är viktiga faktorer bakom förnimmelser i kroppen.

När jag började förkovra mig om kamp- eller flyktreflexernas psykologiska betydelse såg jag att den fysiologiska benämningen är "det sympatiska" systemet.

Inom fysiologin kallas lugn och ro-reflexerna det "parasympatiska" systemet.

För mig blev de fysiologiska benämningarna förvirrande. Kamp eller flyktreflexerna (det sympatiska systemet) fungerar ju snarare osympatiskt. Kan medföra oro, ilska, hat, ångest osv. Det parasympatiska systemet fungerar sympatiskt (kan innebära vänlighet).

Det lugn som jag förut kunde känna när jag gick in i en svensk kyrka handlar om *projektion*, en föreställning om goda energier utanför mig själv. Känslan kom ur en fysiologisk och psykologisk realitet inombords, som jag, när jag gick söndagsskolan och nästan trodde på Gud, föreställde mig som Guds närvaro.

"Det satt i väggarna" det som jag kände. Jag tänkte att lugn-och-ro-känslorna kom *utifrån* – från Gud, som jag föreställde mig vara ett väsen utanför mig själv. Det handlade om (överföring) av en *inre verklighet* över till en föreställning om *yttre verklighet*.

I mitt arbete som psykolog har jag mött klienter med fobier av olika slag. Bl. a. hissfobi.

Att gå in i en hiss är i sig inte farlig. Det som man mest fruktar om man har en hissfobi är att man skulle kunna få en panikattack om man skulle åka hiss. Den inre verkligheten (sympatikuspåslaget) projicieras ut till föreställningar om den yttre verkligheten (hissar är otäcka och farliga).

Med åren har min *sociala* identitet fått hamna mer i bakgrunden, till förmån för en ökad medvetenhet om min psykologiska identitet.

Mina intressen blir allt mer bekräftade. Jag har alltid tyckt om att musicera, men under senare år har dans tagit allt mer av min tid. Det kan jag både objektivt (beteendemässigt) och subjektivt (upplevelsemässigt) konstatera. Dans har blivit ett av livets glädjeämnen.

Nu på äldre dagar kan jag inte veta hur en tatuering i unga år kunde ha hindrat eller bekräftat min resa till större personlig mognad. Men jag är rätt glad över att jag inte frestades att tatuera mig när jag var ung.

Teoretiskt sett kan den *sociala* identiteten förändras av många olika skäl. Man kan genomgå utbildningar, byta jobb, bostadsort, socialt nätverk o.s.v. Så småningom får man pensionärsidentitet. Om min sociala identitet ändras kan *upplevelsen* av *mig själv* också ändras.

Psykologisk identitet och kommunikation

De sex psykologiska faktorerna perception, kroppsliga funktioner, agerande, tänkande, känslor och helhetsupplevelser av sig själv, kan i terapeutiska parsamtal lyftas fram och belysas ur både du- och jagperspektiv.

Kommunikation inom en parrelation kan försvåras av just detta, att man i känslofyllda samtal tvingas hantera jagperspektiv och duperspektiv *samtidigt*. Parterna behöver hålla många bollar i luften. Sina egna jagupplevelser och tolkningar av den andres upplevelser av sig själv.

Det kan vara invecklat och stressande att kommunicera med en annan människa, särskilt när starka känslor är inblandade. Ett bra sätt att överbrygga kommunikationssvårigheter i mellanmänskliga relationer är att utveckla konsten att i dialog ställa nyfikna empatiska följdfrågor till den andre. Ge tid till eftertanke så att svaren kan få sjunka in. Det sista, att låta svaren verkligen få sjunka in, är extra svårt om man är upprörd, och därför framför allt vill få fram sin egen synpunkt.

När människor kommunicerar med varandra är *upplevd psykologisk identitet* en viktig bakgrundsfaktor som kan förklara eventuella kommunikationssvårigheter.

Med den funktionella ramstruktur i psyket som beskrivs i denna bok kan vi analysera hur kommunikation mellan två människor (individ A och individ B) fungerar – *eller inte fungerar*.

Vi tar utgångspunkt i:

1) Hur vi genom våra yttre och inre sinnen <u>*selektivt*</u> *uppmärksammar företeelser i omgivningen och förnimmelser inne i kroppen.*

2) Kroppsliga tillstånd och kroppsliga reaktioner (fysiologiska funktioner).

3) Hur vi agerar: Uttrycker oss i ord, kroppsspråk och handling.

4) Hur vi tolkar sinnesintryck utifrån och inifrån, och reflekterar över tolkningarna (tänker).

5) Känslor som ackompanjerar sinnesintryck, tankar och agerande.

42

6) Psykologisk identitet (upplevelsen av sig själv som helhet)

Figur 2 och figur 3 nedan är sätt att beskriva komplexiteten i kommunikation mellan två individer (A och B).

Identitet utifrån: Hur det sociala nätverket kategoriserar individerna och deras relation.
Vad *A* uppmärksammar i B:s beteende
Vad *A* i sina inre sinnen förnimmer av egna kroppsliga reaktioner
Hur *A* uttrycker sig i ord, tonfall, mimik, kroppsspråk
Hur *A* tolkar sina kroppsliga förnimmelser och intryck av B, samt reflektioner kring tolkningarna. (A:s tänkande om relationen till B)
A:s känslor i relationen
A:s upplevelser av sin psykologiska identitet i relation till B. (Hur A upplever en eventuell parrelation eller en eventuell förälder – barnrelation)

(Figur 2)

43

Nu kan vi tänka oss att individ A:s psykologiska identitetsdynamik (som beskriv i figur 2) ska kommunicera med individ B:s psykologiska identitet (figur 3).

Tolkningar av bakomliggande orsaker till vad den andra personen (B) säger och agerar ut, kan vara selektivt präglade. Individ A tenderar lätt att tolka B:s agerande, tankar och känslor som om det handlade om det egna agerandet och egna tankar.

Gränsen mellan A:s identitet (A:s "jaggräns") och B:s identitet är inte tillräckligt medveten hos A.

Det kan vara svårt för två verklighetsuppfattningar att mötas, särskilt om båda individerna är upprörda av någon anledning.

Låt mig nu presentera ramstrukturen i person B:s psykologiska identitet (figur 3).

Identitet utifrån: Hur det sociala nätverket kategoriserar individerna och deras relation.
Vad B uppmärksammar i A:s beteende
Vad B i sina inre sinnen förnimmer av egna kroppsliga reaktioner
Hur B uttrycker sig i ord, tonfall, mimik, kroppsspråk
Hur B tolkar sina kroppsliga förnimmelser och intryck av A, samt reflektioner kring tolkningarna. (B:s tänkande om relationen till A)
B:s känslor i relationen
B:s upplevelser av sin psykologiska identitet i relation till A. (Hur B upplever en eventuell parrelation eller en eventuell förälder – barnrelation)

(Figur 3)

Om individ A:s yttranden får inkännande gensvar av individ B, med lugna följdfrågor och lugnt lyssnande, ökar förutsättningarna för bekräftande möten mellan de båda.

Att båda har samma grundläggande psykologiska funktioner, som skapar egen identitet, är ingen garanti för att de ska förstå varandra.

45

För att kunna förstå samspelet mellan oss människor behöver vi vara hyfsat medvetna om vår egen psykologiska identitet, inklusive vår identitet som lyssnare och kommunikatör (vårt sätt att fungera i samtal).

Ett sätt att befrämja kontakt och vänskap är att i kommunikation med andra ställa sig frågan "hur känner du dig i min närhet?"

Om man under en tid haft "skavsår" i en parrelation kan det kännas hotfullt för *identiteten som par*, om den ene med passivt aggressiv ton säger "vi måste prata!" Även om det är av omsorg om relationen, vet troligen den andre från början inte vad det kan vara som man måste prata om.

Ovissheten kan jaga upp mottagaren, eventuellt skapa katastroftankar och därmed oro inför vad den som måste prata vill ta upp. Antydningar istället för klarspråk om vad det gäller kan kännas hotfullt. Känslan av hot kan bli ett hinder för effektiv kommunikation. Selektivt lyssnande under stress är en riskfaktor, när den som uttrycker behov om att få prata försöker förklara för den andre vad saken gäller.

Det är lätt gjort att fokus flyttas från sakfrågan till att man istället börjar tvista om hur man kommunicerar.

Och kommunikationssätt är som sagt ingen lätt sak att reda i, särskilt inte om man blivit upprörd och rädd. Det kan vara svårt att reda ut saken (eller frågan om hur man kommunicerar) med sin partner, om man är orolig att relationen inte kommer att stå pall för att prata om det som gjort den andre så upprörd att han/hon måste få prata om något.

Ömsesidig tystnad kan ta över helt. Katastroftankar kan överväldiga båda parter.

Om skavsåren i relationen varat under längre tid kan den andres upplevelse av *sig själv som helhet* ha blivit så pass negativ att paridentiteten i realiteten är hotad.

Rent generellt är det förstås bra att lära sig att uttrycka sina stressupplevelser i så kallade jagbudskap: "Jag känner mig irriterad när du... och det får som konsekvens att jag... Därför skulle jag vilja att ... Vad säger du om det?"

Men ökad färdighet i att uttrycka sig i jag-budskap istället för dubudskap kanske inte är tillräckligt, om den enes jagbudskap ändå tolkas som en attack mot den andres hela identitet.

Det är därför parrelationsterapeuter gärna vill börja en samtalsserie med att prata om vad klienterna från början kände för varandra och varför de ville bli ett par.

Jag tänker att paridentiteter behöver bekräftas på så många olika sätt som möjligt, som motvikt mot eventuella kommunikations-svårigheter. Gemensamma projekt stärker identiteten som par. Det ökar möjligheten att sända *vi-som-par-budskap* till vänner och bekanta. "Vi håller på med... vi tycker om att... vi märker att..."

Hundra år tillbaka i Sverige levde större delen av befolkningen i stabilare mindre nätverk som förhoppningsvis lättare kunde bekräfta paridentiteter. (En hypotes som jag förstås inte kan bekräfta av personlig erfarenhet eftersom jag inte levde för hundra år sedan).

Om gruppidentitet

Om kommunikation mellan två individer kan vara så mångbottnad och komplex kan vi bara föreställa oss hur grupper om tre eller fler individer kan bli insnärjda kring sättet att kommunicera inom gruppen.

Inom en grupp bildas relationer som kan vara mer eller mindre stabila. Socialpsykologer betraktar grupper om tre individer som den instabilaste konstellationen. *Triangulering*, att två personer bildar enighet mot en tredje person, gör en tre-individ-grupp (triad) instabil.

Beroende på vilken fråga det gäller kan parrelationer (dyader) inom en större grupp hela tiden uppstå kring sådant som den större gruppen ska hantera. Och om den övergripande gruppidentiteten inte är tillräckligt trygg och stabil kan enskilda gruppmedlemmar få svårare att känna sig trygga.

Behovet av tvåsamhet inom gruppen kan då öka. Frågor om vilka parrelationer som finns i gruppen framträder både i varje individs tänkande om gruppen och föreställningar om hur andra, inom och utanför gruppen, tänker om gruppen.

Det kan vara befriande att få prata öppet om hur samarbetet fungerar. Vi har olika roller i en grupp. Det är helt naturligt. Och att få prata om vem som samarbetar med vem, speglar och bekräftar gruppidentiteten.

Gruppidentitet är en *känsla* man får när man tänker på sin grupp, vilken roll man har i gruppen och hur man tänker om gruppen som helhet.

På liknande sätt som jag har definierat individuell psykologisk identitet som *upplevelser av sig själv som helhet* definierar jag gruppidentitet som *helhetsupplevelsen av sin grupp*.

På analogt sätt blir par-identitet lika med *upplevelsen av paret man lever i*; by-identitet blir *upplevelsen av den by man lever i*; släkt- eller klanidentitet blir *upplevelser av sin släkt*. Nationell identitet handlar om *upplevelsen av den nation man lever i*.

I byar runt om i Sverige, för en generation sedan, kunde släktnamnet betyda mycket för det bemötande man fick (privilegier eller nedvärdering).

Inom en bygemenskap finns förutom känslan för byn som helhet också känslan för sin släkt.

Sociala medier på nätet, bloggar, religiösa församlingar, supporterklubbar, musikfestivaler, golfklubbar m.fl. kan illustrera behovet av att känna tillhörighet och gruppidentitet.

Att känna sig åsidosatt och utesluten är smärtsamt för oss alla. Ensamhetskänslor, katastroftankar, oro och ångest handlar ofta om just oro för sin sociala situation.

De sex psykologiska funktioner som jag utgår från i denna bok placerade jag så småningom i samma positioner på whiteboardtavlan i mitt mottagningsrum på ungdomsmottagningen, både för min egen skull och för mina klienters.

På så sätt blev de psykologiska funktionerna belysta på likartat sätt vid varje tillfälle som jag använde mig av översikten (se figur 4 på nästa sida).

51

Agerande

Reflexer i kroppen

Fokusering av
sinnesintryck

Växelverkan
mellan dessa ger
upplevelser av sig
Själv och
omgivningen

Mental reflektion

Emotioner

(figur 4)

Smärtan i att känna utanförskap får åter-
verkningar i alla de psykologiska funk-
tionerna.

De fem variabla funktionerna, runt "navet i
mitten" av figur 4, är alla delar i en över-
gripande självupplevelse (en inre identitet).

Både livsglädje och depression kan belysas
med hjälp av figuren. Lyckan i att känna sig
älskad får också återverkningar i alla de
psykologiska funktionerna.

Brunswiks linsmodell om slutledning

När jag läste vid psykologiska institutionen i Umeå forskade vi med utgångspunkt från Egon Brunswiks Linsmodell.

Det är en teoretisk modell om individens förhållande till sin miljö som går under beteckningen "Probabilistisk funktionalism".

Linsmodellen innefattar både sannolikheter i miljön och hur individen uppskattar dessa sannolikheter.

Med andra ord hur individen bedömer samband (statistiska eller orsakssamband) mellan objektiv information och slutsats.

Försökspersonernas bedömningar varierade förstås från individ till individ. Forskningen var kanske inte så generaliserbar till verkliga livet som man skulle önska. Bl.a. inbegreps ingen koppling till försökspersonernas känslor.

Men linsmodellen har ändå, under resten av mitt liv, varit en viktig faktor i hur jag ser på människans gruppsykologi i allmänhet och selektiv perception i synnerhet.

Jag blev medveten om att varseblivning (perception) och tänkande (kognition) är intimt relaterade, men också åtskilda psykologiska funktioner. Jag blev medveten om att perception och kognition är sammanflätade *liksom tankar och känslor är sammanflätade*.

Det är värdefullt att vi, när vi analyserar psyket, kan hålla isär begreppen (perception; kognition; agerande; känslor) för att kunna blottlägga orimliga sammankopplingar.

Ett exempel kan vara "det känns som att jag inte kan bli bättre på bilkörning". En tanke, som ger en känsla, som kan inverka negativt på förväntningar om att ens bilkörning kan bli bättre och bättre genom övning.

Jag blev uppmärksammad på att olika individer kan dra olika slutsatser av komplex information. Olika individer blir sannolikt varse *olika aspekter* i informationen.

Varseblivningen riskerar att efterhand bli allt mer selektiv. Vi kan helt enkelt lägga märke till olika saker i samma situation.

När två individer tvistar om något, kan det hjälpa att försöka prata så konkret som möjligt om de iakttagelser som de tvistar om.

Inte i första hand fokusera på de *olika tolkningar* som var och en gjort utifrån det man lagt märke till. Om man tvistar om t.ex. klimatförändringarna kan det vara bra att fokusera på konkreta mätningar av temperaturer, istäcken och havsnivåer. Sedan med öppet sinne tillsammans fundera på vilka systemiska effekter på jordklotet det beror på, och vilka dynamiska konsekvenser som kan komma.

Under mina år i praktik som psykolog har jag på grund av erfarenheter av kognitionsforskning velat inkludera *selektiv perception* i mina analyser. Jag ville aldrig glömma den pusselbiten i förståelsen av både mig själv och förståelsen av mina klienter.

Så jag skapade en dynamisk rammodell för att sammanfatta psykologiska faktorer i en pedagogisk referensram (se sidan 52).

Garpebring, S. (2018) *En psykologisk Rammodell.*

Konsekvenserna av våra tankar, känslor och beteenden, på kort och lång sikt, är viktiga faktorer att lägga på bordet när vi vill förstå oss själva.

Men jag ville också, i min förståelse av människans psykologi, behålla en medvetenhet om att vi har en tendens att vara selektiva i vår varseblivning av oss själva och andra – utifrån våra egna intressen, tankar och känslor.

"Confirmation bias" (bekräftelse-selektivitet) är en viktig faktor i formandet av en människas upplevelse av tillvaron, världen och sig själv.

En gåta

En pojke råkar ut för en allvarlig olycka. Fadern tar med sig sonen till sjukhuset. Kirurgen som tar emot undersöker pojken och säger "nej det fungerar inte att jag ska operera min egen son". Hur går det ihop? Det är först när vi lämnar fördomen om att en kirurg måste vara en man som vi får ihop gåtan.

Även om det historiskt varit vanligare med män som kirurger betyder det inte att det inte finns kvinnliga kirurger. Gåtan blev en gåta därför att det finns ett ömsesidigt förhållande mellan varseblivning och tänkande.

Om jag bara har sett manliga kirurger tänker jag att kirurgen i gåtan är en man, och pappan är förstås en man. Den vanligaste varseblivningen (kirurger är män) har påverkat tänkandet, så att tänkandet sedan påverkar varseblivningen (så klart att kirurgen var en man).

Men att se en kvinnlig kirurg stå och operera i en operationssal kan i så fall ha större "signalvärde", väcka större uppmärksamhet.

Det visar både hur tänkande påverkar varseblivning och hur varseblivning kan påverka tänkande genom att skapa häpnadsväckande nya minnesspår i hjärnan.

Realistiska förväntningar kan hjälpa människor att uppleva förutsägbarhet i tillvaron, men oreflekterade fördomar kan hindra oss från att vara nyfikna.

Utveckling via förvirring

Den schweiziske psykologen och kunskaps-teoretikern Jean Piaget har beskrivit hur en människas kunskapsinhämtning först sker genom att ta in information som harmoniserar med det hon/han redan vet (assimilation av den nya informationen). Men till och från upptäcker individen att ny information *inte* harmoniserar med det han/hon redan vet.

På grund av den förvirring som uppstår anpassar sig individen (ackommoderar sin kunskapsinhämtning) förhoppningsvis till en förståelse på högre (mer abstrakt) nivå. Resultatet blir att individen förstår informationen på ett mer allomfattande sätt. Vi kan alltså tala om *utveckling genom förvirring*.

Nyfikenhet gynnar psykologisk utveckling. Men det kan hämma den psykologiska utvecklingen att det i hjärnan finns starka kopplingar mellan tankar och det autonoma nervsystemet som alstrar känslor.

Man känner sig mer avslappnad och bekväm när information stämmer med det man redan vet (bekräftelse-selektivitet).

Det är stressande att inte förstå. Det är å andra sida en positiv upplevelse att plötsligt förstå – att få en aha-upplevelse.

Det ömsesidiga samspelet mellan känslor och tänkande kan tyvärr leda till att man fastnar i oroande tankar. Det beror på en överlevnadsegenskap som evolutionen har inprogrammerat i oss. Det har under årtusendenas gång varit viktigast, för överlevnaden på savannen och i djungeln, att uppmärksamma faror.

Det innebär också att det är viktigt att komma ihåg farliga lägen i naturen. Hjärnan är helt enkelt designad för att hantera faror. Men farorna, när vi levde i naturen, var mer överskådliga och handfasta jämfört med nutidens komplexa, huvudsakligen sociala hot.

När vi levde i naturen fick vi snabbare veta om det vi lagt märke till var ett verkligt hot eller inte. Nu i stadsmiljöer och med internetkommunikation kan det vara svårare att någotsånär snabbt avskriva en hotkänsla som falskt alarm.

Konsekvenser på kort och lång sikt

Många psykiska besvärligheter kommer av att vi tänker eller agerar alltför kortsiktigt.

Vid kognitiv beteendeterapi kommer beteendets konsekvenser på kort sikt och lång sikt att läggas på bordet. Terapeuten vill hjälpa klienten att bli medveten om att man kan svika sina egna mål om man ständigt flyr från situationer där man blir uppjagad.

Rädsla kan låsa oss i negativa fördomar om vår egen förmåga att utvecklas.

Kognitiv beteendeterapi vid fobier går till så att man successivt mer och mer utsätter sig för det man blir uppjagad av, så att man får chansen att upptäcka att det går att lugna sig i den fobiska situationen. Så att man klarar av att agera även när man är rädd.

Jag kommer ihåg ett svar jag fick av en ung kvinna med skolfobi när jag arbetade på ungdomsmottagningen. Jag frågade henne vad hon fokuserade på när hon skulle gå in i klassrummet.

Hon svarade "jag kan inte fokusera". Hon berättade att hennes uppmärksamhet "fladdrade" mellan läraren, klasskamraterna, hjärtklappningen och den svåra uppgiften att gå (in i klassrummet).

Upplevelsen av *sig själv* kanske inte innefattar sitt agerande som en del i problematiken. Problemet kan ju vara just att man *inte* agerar för att ta sig ur sina problem. Alla känner sig inte alltid som en sammanhängande person med integritet. Ungdomar kan ofta känna sig anklagade av vuxna, föräldrar eller lärare, för att vara oansvarigt inaktiva.

Om man känner sig anklagad kan man försvara sig mot inre stress och skuldkänslor genom att förtränga eller förneka vuxnas beskrivning av problemen. Både om man öppet förnekar det man får höra, eller tiger och bara förnekar inför sig själv, kan det kännas lättare i stunden att förneka. Det kan vara svårt att lyssna när man känner sig anklagad, och särskilt om man redan är ångestfylld och deprimerad.

Att vara *högpresterande ung kvinna* är ingen lätt identitet att bära. Åtminstone inte om man bär den i alla möjliga sammanhang och aldrig kopplar av från den.

Det förefaller som att många unga kvinnor som vet att de är duktiga i nästan allt de företar sig, *ändå inte* kan känna och tänka att de är bra, och värda att bli älskade.

Stora svårigheter att känna sig värd att bli älskad kan ha rötter i tidiga barndomsupplevelser av distans eller skam. Om man har snärjt in sig i upplevelser av att *vara fel* kan internaliserad skamkänsla bli invävd i upplevelsen av sig själv som helhet.

Ångest kan genereras av två psykologiska funktioner som under evolutionens gång säkert varit positiva för överlevnaden på savannen.

Å ena sidan god visualiseringsförmåga och å andra sidan effektiva kamp- eller flyktreflexer. Men dessa två funktioner kan också generera katastroftankar och ångest om man inte kan finna sätt att lugna sig och bli trygg i sig själv.

63

Mitt uttalade intresse för perceptionens roll vid ångest, fobier, aggressionsproblematik m.m. kommer bl.a. av att min far vårdades på sinnessjukhus (som det hette då) när jag var ung.

Sinnessjukdom är ett begrepp som kan behöva definieras. Vad innebär det? När jag var ung föreställde jag mig att det måste ha något med sinnena att göra.

Jag har som vuxen kunnat skapa förståelse av helheten genom att integrera upplevelser av sinnesintryck och tolkning av sinnesintryck som viktiga funktioner i min psykologiska referensram.

Garpebring, S. (2018) *En psykologisk Rammodell.*

När jag var ung upplevde jag att min far var klok och kreativ men att han under vissa perioder var djupt deprimerad.

I backspegeln kan jag se att om det varit idag hade min far sannolikt fått diagnosen utmattningssyndrom (av lättförklarliga skäl som jag inte går in på).

Betydelsen av att berätta sin berättelse

Som ung student fick jag höra av mina lärare på forskarutbildningen att man i forskning ska hålla sig inom sitt ämne. Om man forskar inom psykologi ska man hålla sig till psykologiska begrepp och termer. Inte blanda in fysiologiska förklaringar (tänka reduktionistiskt).

Det må kanske gälla i forskningsmetodik. Men när jag började arbeta som psykolog, i praktisk klinisk vardag, blev det onödigt begränsande att inte också prata om kroppsliga reaktioner i mina klienter.

Livet måste kunna förstås både ur fysiologisk och psykologisk synvinkel. Så jag såg ingen annan möjlighet än att baka ihop kunskap om somatiska besvär med psykologisk kunskap om själsliga besvär i en eklektisk arbetsmodell för klinisk tillämpning.

Den sjätte faktorn i arbetsmodellen (upp-levelser av sig själv som helhet) är en abstraherande sammanfattning av klientens berättelse (ett heuristiskt verktyg), för att underlätta den fortsatta terapeutiska pro-cessen.

Terapeutiska samtal på ungdomsmottag-ningen blev inkännande och kreativa när jag bejakade berättandets inneboende kraft för både min klient och för mig som lyssnare.

Att fylla i sömnscheman och självskattningar av ångest och depression ökade förstås med-vetenhet om hur de hade det med sig själva.

Men under min tid på ungdomsmottag-ningen uppskattades nog den fria intervjun mer.

Självupplevelserna kunde analyseras och be-arbetas med hjälp av både mina och ung-domarnas egna skisser på whiteboardtavlan, i några fall i egenhändigt skapade sångtexter, eller i gestaltterapeutiska rollspel.

På ungdomsmottagningen

På ungdomsmottagningen utvecklade jag ett arbetssätt som fungerade bra med ungdomarna. Jag börjar med att säga "det är bra om du berättar vad du vill ha min hjälp med".

Klientens första svar visar vad hon/han fokuserar här och nu. Det avslöjar om han överhuvudtaget vill vara här eller om han känner att han blivit mer eller mindre tvingad. Mina klienter har ju kommit till mig därför att de själva eller någon annan tyckt att de har problem. Ibland får jag svar som "jag vet inte vad jag ska säga – men jag mår inte bra".

Visserligen kan min klient i första skedet kanske berätta om något som inte är något egentligt problem. Men viktiga dilemman kan senare i terapiprocessen "läggas på bordet" om och när min klient börjar lita på mig. Den första stunden behöver vi framför allt skapa en arbetsallians.

Om det känns rätt kan jag fråga. Är det okey om jag skissar en ram på whiteboarden för hur vi kan jobba? Jag väntar en stund på ett bekräftande svar innan jag ritar fem cirklar på whiteboardtavlan.

I en av cirklarna skriver jag: *tankar,* och säger: men tankar kan göra oss oroliga, och så ritar jag en pil till nästa cirkel, där jag ritar en pil uppåt och skriver *stressnivån i kroppen.* Sedan pratar vi om hur tankar kan ge inre stress och hur inre stress kan skapa oroliga tankar.

Ibland, för att framhäva det cirkulära sambandet mellan oroande tankar och kroppens reaktion, ritar jag på whiteboardtavlan en gestalt med en tankebubbla över sitt huvud. Sedan skriver jag i tankebubblan "oroande tankar" – och fortsätter, *men det är i kroppen som oron känns,* och så ritar jag en pil från tanke-bubblan till kroppen och ger klienten en liten stund att tänka.

Men hjärnan, som vi tänker med är också en kroppsdel – tänkandet påverkas också av att kroppen har blivit uppjagad. När kroppen blivit uppstressad koncentreras hjärnans aktivitet kring frågan om vad det möjligen kan ha varit som jagat upp kroppen. Och så förbinder jag gestaltens kropp med en pil till tankebubblan. Därmed har ett cirkulärt samband mellan oroande tankar och känslor i kroppen blivit gestaltat på whiteboardtavlan.

68

Om och när det känns rätt återgår jag till de tomma cirklarna som är kvar. Jag pekar på en tom cirkel där jag nu skriver *känslor* och frågar min klient om vilka känslor man kan få av att vara uppjagad av oroande tankar. Listan på sådana känslor kan bli lång. "rädd, orolig, arg, irriterad, (vi kan hjälpas åt med exempel) ångest, frustration, stressad o.s.v.

När vi har en arbetsallians kan vi fokusera problemen, i tänkandet, i kroppen och/eller i livssituationen. Jag får därigenom en uppfattning om hur den unge tolkar sina kroppsliga upplevelser eller beteenden hos föräldrar, lärare eller andra i sitt nätverk.

Senare i en samtalsserie kan det fungera bäst att helt enkelt fråga "vad ska vi börja med idag?"

Vi kan i terapirummet undersöka psykologiska samband. Till exempel med hjälp av guidade fantasier och genom att uppmärksamma vilka kroppsliga sensationer som ackompanjerar de inre bilderna. Därefter kan min klient (med min hjälp) laborera med sina kroppsliga svar på de inre bilderna.

Han/hon kan undersöka var i kroppen oron känns starkast. Sedan pröva att öka (och/eller minska) kroppens svar på de inre bilderna.

Därigenom kan insikt, och förmåga att hålla isär varseblivning (perception), tänkande (kognition) och känslor (emotion), öka.

Det är en sak att i det visuella minnet återkalla en episod, och en annan att i en guidad fantasi också relatera den till kroppens inre sinnen.

Upplevelser av *sig själv som helhet* är en dynamisk process. Den inbegriper fysiologiska reaktioner, perception, kognition, agerande och emotioner.

Jag avslutar alltid med att fråga "ska vi boka ett nytt besök"? Detta för att bekräfta arbetsalliansen.

Helheten i självupplevelsen varierar med situationen man befinner sig i, men man kan nog ändå uppleva att den levnadsberättelse som man har inom sig, ger en känsla av kontinuitet i självupplevelsen (identitet inifrån).

Om kontinuitet i självupplevelsen

Efter att ha arbetat ett antal år på ungdoms-
mottagningen tänkte jag: Undrar om arbets-
modellen som fungerat bra på ungdoms-
mottagningen också fungerar bra med vuxna?
Så jag anmälde mitt intresse för att arbeta på
den vårdcentral som ungdomsmottagningen
organisatoriskt tillhörde.

Jag fick direkt bekräftelse på att det arbetssätt
som fungerat bra med ungdomarna också
fungerade med vuxna när vi hade etablerat en
arbetsallians.

Det finns både en fysiologisk och en psyko-
logisk aspekt på kontinuiteten i självupp-
levelser.

Den amerikanske forskaren Robert Sapolsky
beskriver i sin bok (Varför zebror inte får
magsår) vilken effekt långvarigt stresspåslag
kan ge i hjärnan. För närminnet viktiga
hjärnstrukturer kan krympa som en effekt av
långvarigt stresspåslag. Som tur är kan hjärn-
celler nybildas, framför allt när man är fysiskt
aktiv.

Långvarig stress kan både bero på yttre faktorer (stressorer i arbetet och/eller familjeliv) och på inre (oroande tankar). Stressfaktorer i arbetet ger påslag i kamp- och flyktsystemet liksom psykologin kan orsaka stressupplevelser i kroppen.

Bland vuxna patienter på vårdcentralen var livssituationen förstås rätt annorlunda jämfört med de unga, men även en del ungdomar som jag mötte på ungdomsmottagningen led av ut- mattningssyndrom.

En del vuxna hade också utvecklat psyko- somatiska besvär förutom besvär med ångest och depression.

Jag mötte bl.a. kvinnor och män som fortfarande led av sviter efter mobbning i skolan. Den kränkning av den personliga integriteten som det inneburit, hade lämnat spår i den psykologiska identiteten.

Personer som har "sår i själen", som har upplevt långvariga (kumulativa) trauman, kan kastas mellan flera olika delidentiteter.

Självupplevelserna kan ha blivit mer eller mindre splittrade och problemfyllda, mer eller mindre handikappande.

Olika delidentiteter kan "gräla sinsemellan". Gestaltterapeutiska rollspel mellan olika sidor av sig själv kan blottlägga konflikter.

När man har djupa inre konflikter kan man också behöva tid, för att processa sina dilemman hemma mellan terapisessionerna, så att nya insikter kan prövas och konsolideras.

Delpersonligheter kan ha formats inom olika sektorer i livspusslet: under skoltiden, inom familjen, på arbetet eller på fritiden.

Varje område i livspusslet kan betyda nära relationer. Inom familjen eller i kärleksrelationer.

Under skoltiden ska man hantera samarbetsrelationer med flera lärare och flera klass- och/eller fritidskamrater. Senare, i arbetslivet chefer och arbetskamrater.

Olika konkurrerande inre tillstånd, som inte harmoniserar med varandra kan uppstå under olika skeden i livet.

Ju tidigare i livet desto större risk för djupa "sår i själen". Det kan kännas som att bli "kidnappad" av tidiga upplevelser, när koncentrationen avleds från det man engagerar sig i för stunden. Det kan bli svårt att vara i kontakt med det som är här och nu.

Det inre arbetet med att läka själsliga sår, att ta sig ur psykiska svårigheter för att bli mer i kontakt med sig själv som helhet, behöver få ta sin tid. Det är svårt att öka eller minska hastigheten i den processen.

Patienter kan behöva mycket tid för reflektion och återhämtning för att också kunna vara sinnligt närvarande i sin vardag. Inte minst om man har högkänslig personlighet.

Små barn är som regel närvarande i stunden och naturligt äkta i sitt agerande. Med åren förlorar många, på grund av oreflekterad anpassning, bristande omsorg och insikt om sociala spelregler, sin spontana autenticitet.

För att i vuxen ålder återerövra närvaro och äkthet i tillvaron behöver vi tillsammans med vänner (eller med en terapeut) analysera och förstå hur våra liv genom åren gestaltat sig.

Vi behöver medvetenhet om hur vi fungerar inombords i olika sociala sammanhang.

I början av boken påstår jag att ingen människa är identisk med en annan människa. Jag hoppas att jag lyckats förklara hur jag kommit till den slutsatsen. Den innebär att frågan om individens ansvar i olika åldrar är svår att svara på. Kronologisk ålder är en sak och psykologisk mognadsålder en annan.

När mina föräldrar var unga, under nittonhundratalets första hälft, innebar konfirmationen i fjortonårsåldern att man räknades som fullt ansvarig för sina gärningar d.v.s. att man själv skulle ta det fulla ansvaret för konsekvenserna av sitt beteende.

Debatten om vilket ansvar individen själv, eller föräldrarna, ska ta fortsätter in i nutid. Frågor om överbeskydd (curling) eller omsorgsbrist är komplexa frågeställningar.

En slutsats som jag drar av frågans komplexitet, är att föräldrars kontakt med sitt eget inre liv liksom barns kontakt med sina inre liv är viktigt, för att kommunikationen mellan generationerna ska fungera bra.

Föräldrarna behöver utifrån sin psykologiska identitet utöva personligt ledarskap i sina egna liv för att kunna vara i autentisk kontakt med nästa generation.

Det ligger i ungdomens natur att pröva gränser för livets villkor. Det är lätt att i ungdomen bli extrem i sitt agerande i olika sammanhang. Vilka personliga egenskaper vi än tänker på går de att beskriva "på en polaritetsskala".

Blyg – skamlös; timid – aggressiv; eftertänksam – hämningslös; introvert – extrovert.

Livsresan mot personlig mognad innebär att finna sig tillrätta i sig själv och hur man uttrycker sin personlighet i de sammanhang man kommer att befinna sig. Man kan behöva behärska en bred skala av beteenden för att hantera variationer i utmaningarna.

Att vara bekväm i sin nuvarande livssituation innebär att ha tillit till sin egen förmåga att klara av de händelser som kan inträffa.

Om att integrera

Under livets gång är vi medlemmar i många olika grupper. Man vill så klart ha en positiv identitet i den grupp man tillhör. Det kan vara i familjen eller någon annan grupp.

Man behöver en grupp att tillhöra för att bli socialt bekräftad. När man kommer in i en ny grupp kan man få pröva nya möjligheten att uppleva sig själv.

I min identitet som tjugoåring ingick *inte* att dansa till dansband. Men de senaste åren har jag ägnat mycket tid till att dansa fox och bugg. Både till spellistor från nätet och till dansband. Jag har upptäckt en ny värld, nya nätverk och fått nya upplevelser av mig själv som en helhet. Och det kan ha sina fördelar att utvidga sitt nätverk.

Vid fikat under en danskväll när vi pratade om begreppet identitet, blev diskussionen livlig. Det blev uppenbart att många starka känslor är kopplade till diskussioner som väcker tankar om personlig identitet.

Könsidentitet, ekonomisk status-identitet, religionsidentitet, yrkesidentitet, ålders-identitet, politisk identitet, hårdrockare-identitet m.m. kan uttryckas i sociala sammanhang.

Den sociala identiteten kan uttryckas genom klädsel, beteenderepertoar, åsikter, känslo-uttryck och inte minst i selektivt informa-tionssökande.

Den psykologiska identitet som uttrycks i social identitet kan vara mer eller mindre autentisk och konsekvent. Oro över att eventuellt inte agera enligt gruppnormer kan påminna om stämningar i en otrygg skolklass med mobbning.

Jag trivdes bra på universitetets sociologiska institution. Vi läste om olika utifrån-perspektiv på mänskligt beteende. Det passade mig utmärkt i det skede jag då befann mig.

Vi läste i socialpsykologin bl.a. om skill-naden mellan en samling individer och en grupp individer. En grupp individer kom-municerar med varandra om de har gemen-samma bekymmer och gemensamma mål.

En samling individer behöver inte kommunicera med varandra. Om de börjar kommunicera övergår de från att bara vara en samling individer till att bli en grupp.

Under många år tyckte jag att sociologin var mer givande för att förstå människan än psykologin var. Det kan kanske förklaras av att psykologin på sjuttiotalet fortfarande var en ung vetenskap.

Under åren jag arbetat som psykolog har jag nog undermedvetet sökt vägar att integrera socialpsykologiska och inlärningspsykologiska perspektiv med gestaltterapeutiska metoder.

På ungdomsmottagningen växte min psykologiska rammodell fram på whiteboardtavlan i samtal med ungdomarna. Det blev en s.k. akronym "FRAMES" där varje bokstav fick representera en psykologisk funktion.

När jag gick en utbildning för pedagogiska handledare ledd av pedagogikdoktorn John Steinberg uttryckte han sig så här.

"Om du har ett komplext samband som du vill förmedla till dina elever behöver du en klädhängare att hänga upp de olika begreppen på".

Det inspirerade mig till att på ungdomsmottagningen skapa akronymen FRAMES som stöd för mitt eget minne.

F representerade fokusering av sinnesintryck. (På whiteboarden skrev jag ofta hel enkelt "input" och frågade "vad la du märke till, i din kropp och i din närhet?").

R fick representera stressnivån i kroppen.

A fick representera agerande, kroppsspråk och verbalt språk, beteende.

M representerade mental reflektion (tankar).

E representerade emotion, känslor, och

S representerade självupplevelser.

Om att finna sig tillrätta i tillvaron

En av de första delkurserna jag gick när jag började läsa psykologi var vetenskapsteori. Jag kommer särskilt ihåg något som läraren sa om att formulera hypoteser och att pröva dem empiriskt.

Han sa "om ni har flera möjliga hypoteser om hur livet och verkligheten fungerar ska ni framför allt pröva de hypoteser som är minst långsökta. Några av dem kommer troligen så småningom visa sig få starkt stöd i empirin".

"Vad är meningen med livet?" är en existentiell fråga som människor har ställt genom tiderna. Många föreställer sig att svaren finns i vår bibel och dess skapelse-berättelse.

Själv har jag slutat söka svar på frågor om *meningen med mitt liv* i tron på att jag skulle finna svaret i bibeln. Jag kan konstatera att olika religioner helt enkelt är åldriga sätt att handskas med eviga, psykologiska, moraliska och existentiella frågor.

Värderingsfrågor, existentiella frågor, moral-iska dilemman, politiska överväganden m.m.

avhandlas lika bra, eller i mitt tycke många gånger bättre, i många andra kultursammanhang och i de moderna natur- och samhällsvetenskaperna.

Kursen i vetenskapsteori, som jag gick när jag var ung, var viktig för att jag så småningom skulle kunna komma fram till en djup tro. Jag tror att mänskligheten har skapat tryggande ritualer och föreställningar om gudar som skapare av liv, och en mening med livet.

Mot bakgrund av den vetenskapliga utvecklingen och hur bildning och humaniora utvecklats upplever jag numera föreställningen om en skapande Gud som långsökt och obsolet.

När jag blir hänförd av naturens skönhet passar uttrycket "moder jord" bra i min syn på livet. Människan och hennes kulturyttringar är en del av jorden och naturen.

Jag ser det som en av livets gåvor att jag fått arbeta som psykolog och möta så många intressanta medmänniskor, som jag lärt mig så mycket av, om livet.

På ungdomsmottagningen kunde det hända att jag fick besök av gymnasieelever som hade varit mobbade under grundskoletiden, men inte sedan de börjat gymnasiet.

Under grundskoletiden hade de haft en mobbningsoffer-identitet. Men fast de inte längre var mobbade i sin gymnasieklass kunde de gamla erfarenheterna av att ha varit mobbad finnas kvar så inflätat i den psykologiska identiteten, att förväntansångest fortsatte att plåga i gymnasiet.

Om man upplevt mobbning och har en identitet som mobbad blir det extra svårt om man ställer sig frågan "vad är det för fel på mig?" Jag fick ofta påpeka att det vore rimligare att ställa sig frågan "vad var det för fel på gruppen – då, när du var mobbad?"

En klass som präglas av mobbning har ofta informella ledare som använder härskartekniker. Genom att skapa triangeldrama inom gruppen och att bygga hierarkier kan härskare uppnå status i gruppen.

En härskare har ofta svårt att se sin egen roll i konflikter. Lägger gärna skulden på andra individer eller på andra grupper, för att själv må bra.

En god ledare har andra sätt att hantera sin värld. En ledare med bra ledaregenskaper har fokus på att försöka skapa god stämning i samarbetet i sin egen grupp, genom att bekräfta andras upplevelser och uppmuntra. Det är inte många elever i en skolklass som så tidigt i livet hunnit utveckla sådan mognad i sin förmåga att samarbeta med klasskamrater.

Hur kan det komma sig att gymnasieelever som är välkomna och omtyckta i sin gymnasieklass, men som varit mobbade i grundskolan, har svårt att komma ur sin offeridentitet i den nuvarande klassen?

En tanke som slagit mig är att om man inte kunde förstå varför man blev mobbad i den förra klassen kan det vara svårt att förstå varför man *inte är mobbad* i den nuvarande.

Vi är nog alla på jakt efter trygghet. En känsla av att kunna hantera det som livet ger. Vi vill känna oss trygga i upplevelsen av oss själva i

84

vår miljö. Så att vi kan känna självmedkänsla när vi har det svårt och harmoni och livsglädje när vi är i balans med vår omgivning och våra inre energier.

Anledningen till att citatet "jag tror på köttets lust och själens obotliga ensamhet" (ur Hjalmar Söderbergs teaterpjäs Gertrud) återges så ofta är förmodligen att det speglar en djupt känd existentiell upplevelse som många kan känna igen sig i.

Om vi påminner oss om att varje människa har en helt unik levnadsberättelse är det inte konstigt att man ibland kan uppleva en "obotlig ensamhet".

Men det är just därför som berättelsen om sitt liv är så viktig att få dela med sig av, på ett tryggt sätt.

Den grekiske filosofen Epikuros (300 f.Kr.) menade att var och en ska ta ansvar för *sitt* liv, *omgiven av vänner*.

Att ha vänner, som man kan utbyta personliga berättelser med, är nog *meningen med livet*.

Referenser

Garpebring, S. (2018) *En psykologisk Rammodell.* Books on Demand.

Garpebring, S. (2016) *Fokus och Bakgrund.* Books on Demand.

Sapolsky, R. (2003) *Varför zebror inte får magsår.* Natur & Kultur.